Harry y el Plaque Pixie

RICHARD SCHMIDT

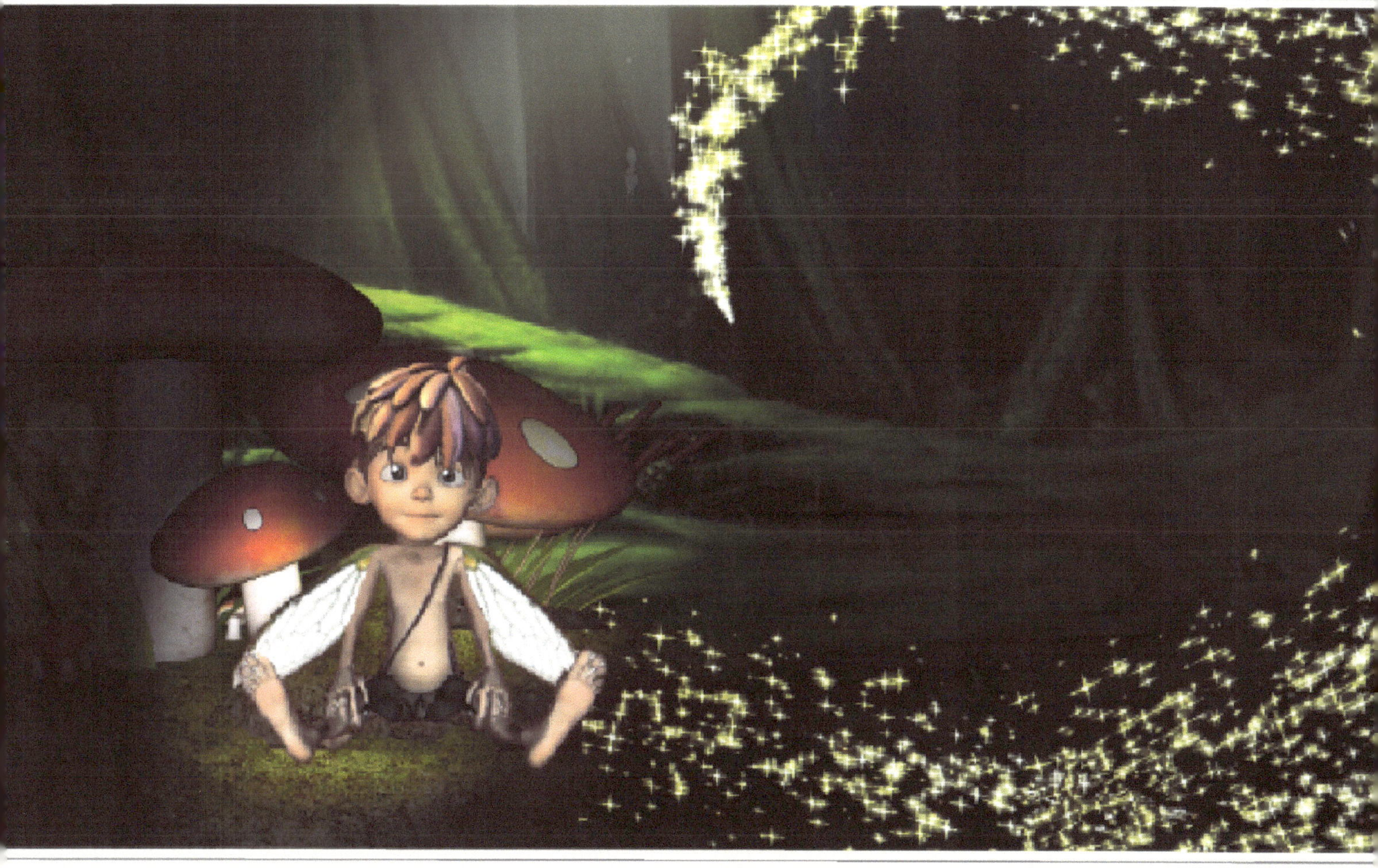

HARRY Y EL PLAQUE PIXIE
Richard Schmidt

Copyright © 2013 Richard Schmidt

Todos los derechos reservados. Este libro o cualquier parte del mismo no se puede utilizar en cualquier forma sin el permiso expreso y por escrito del editor, excepto para el uso de citas breves en una reseña del libro.

Ilustraciones por digitalstudio/www.bigstock.com

eBook edición

www.plaquepixie.com

acknowledgements

The people who have had the greatest impact on my life and encouraged me to dream:

My mother Rebecca Giaquinta, who has given me the inspiration and encouragement to write this book.

My stepfather Robert Giaquinta DDS, who I have learned so much from.

Hysson Monia, who was critical in helping provide content and structure, as well as amazing support for my efforts.

All my teachers, colleagues and patients past and present; your contribution to my life and subsequently this book have been immense.

Finally I want to thank you, the reader, for recognizing that good dental health is essential to healthier living and having the ambition and drive to want to ful"ll your potential. I hope that this may inspire you to help others as well. Spread the word

Thank you,

Richard Schmidt

Harry y el Plaque Pixie

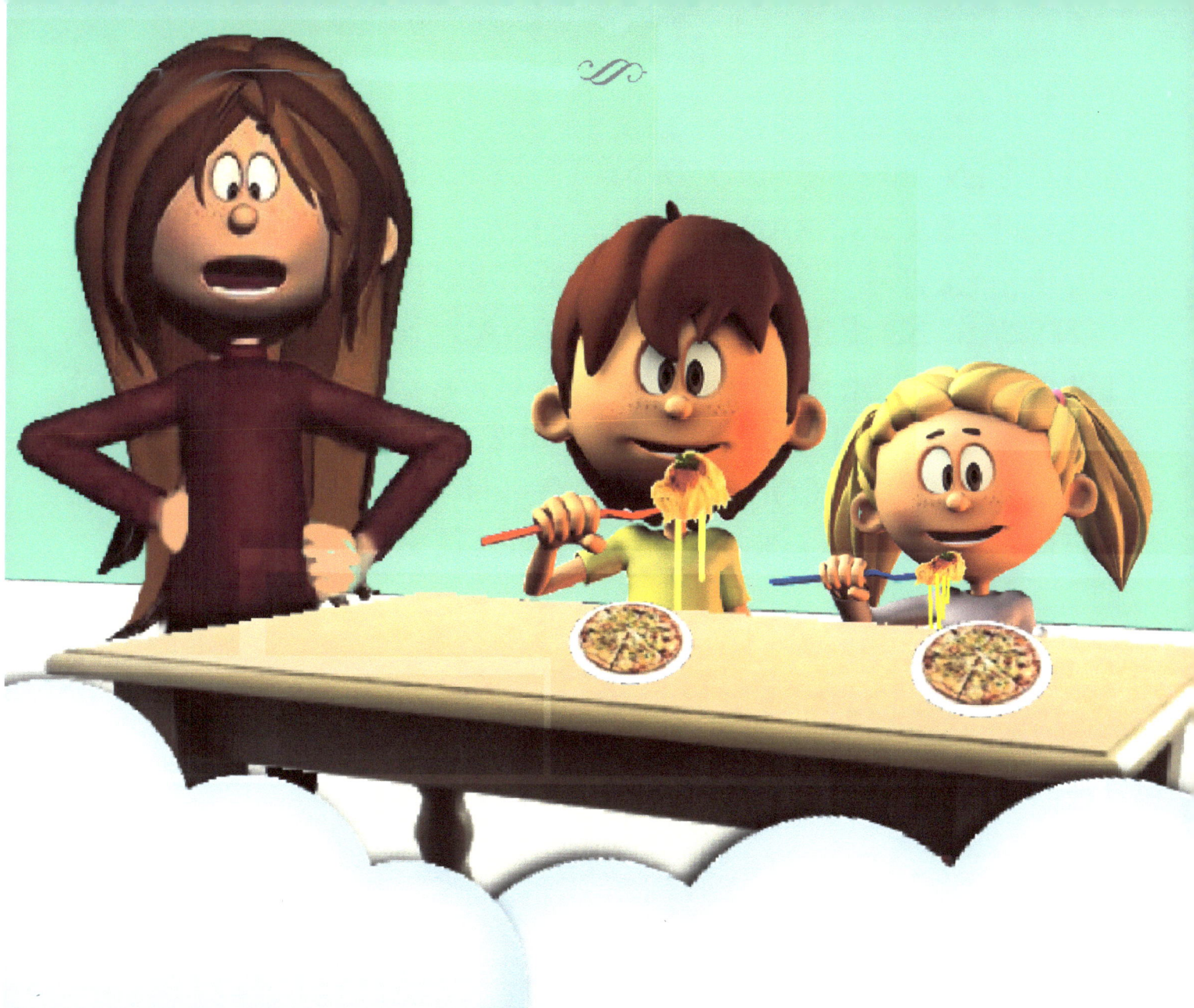

"MAÑANA ES EL GRAN DÍA. HE ESTADO ESPERANDO TODO EL AÑO PARA IR AL CIRCO. NO ESTOY MUY HAMBRIENTO, ASÍ QUE CREO QUE VOY ARRIBA A BUSCAR MIS COSAS LISTAS PARA MAÑANA", DIJO HARRY MIENTRAS CORRÍA HASTA LA ESCALERAS.

"ESTÁ BIEN. SÓLO ASEGÚRESE DE CEPILLARSE LOS DIENTES?" LA MADRE DE HARRY GRITÓ POR LA ESCALERA.

"ESTÁ BIEN", RESPONDIÓ. DESPUÉS DE CONSEGUIR SUS COSAS LISTAS PARA SU GRAN DÍA DECIDIÓ IR A LA CAMA TEMPRANO. "UY, ME OLVIDÉ DE LAVARME LOS DIENTES", PENSÓ HARRY, MIENTRAS SE PONÍA LAS SÁBANAS SOBRE SU CABEZA. CEPILLARSE MI SIEMPRE ME HACE LA BOCA DOLORIDA DE TODOS MODOS. Y YO NO VOY A HACER QUE MI DOLOR EN LA BOCA, ESPECIALMENTE CON EL CIRCO EN LA CIUDAD. HARRY MOTIVADA DE NO CEPILLARSE LOS DIENTES.

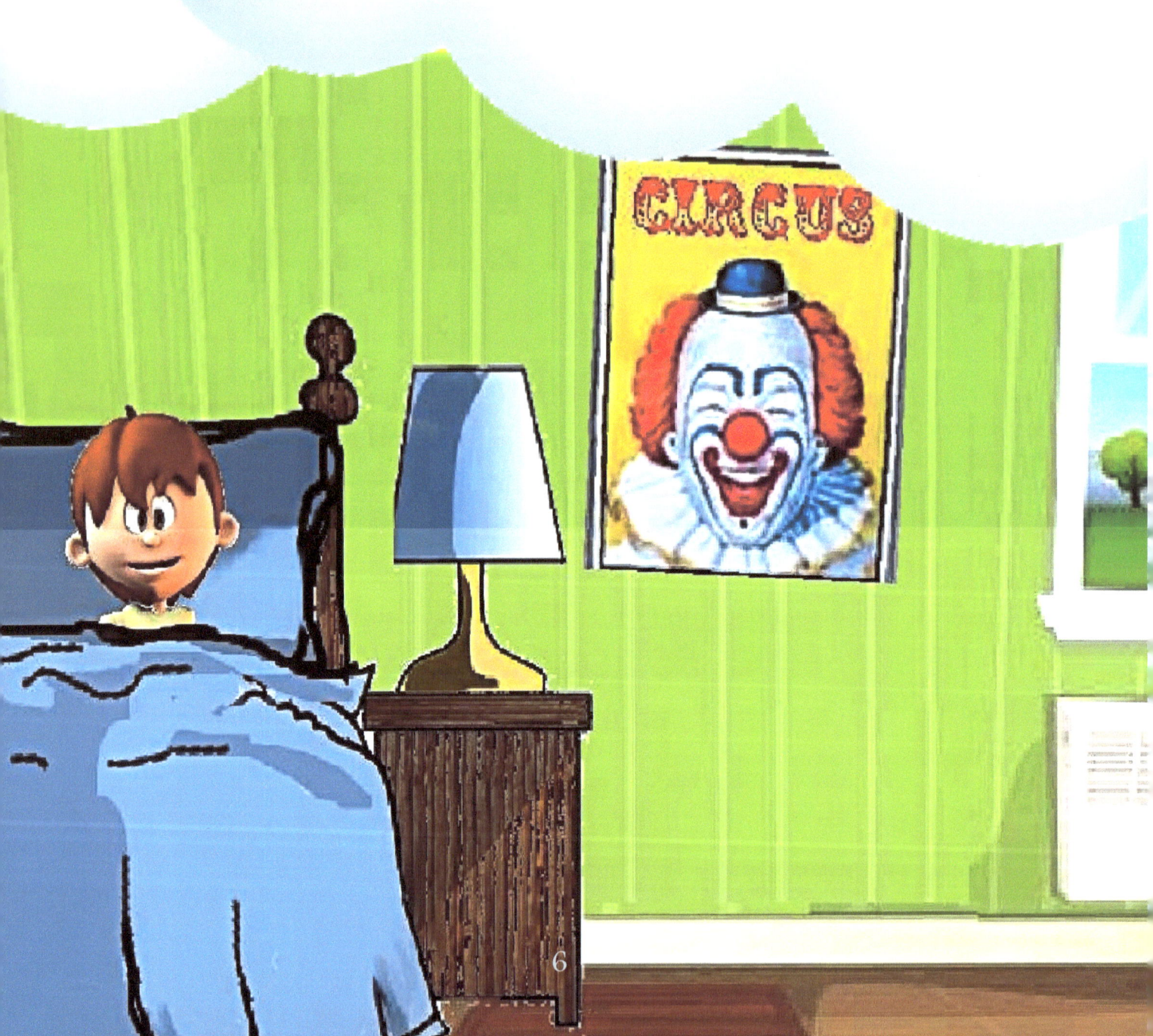

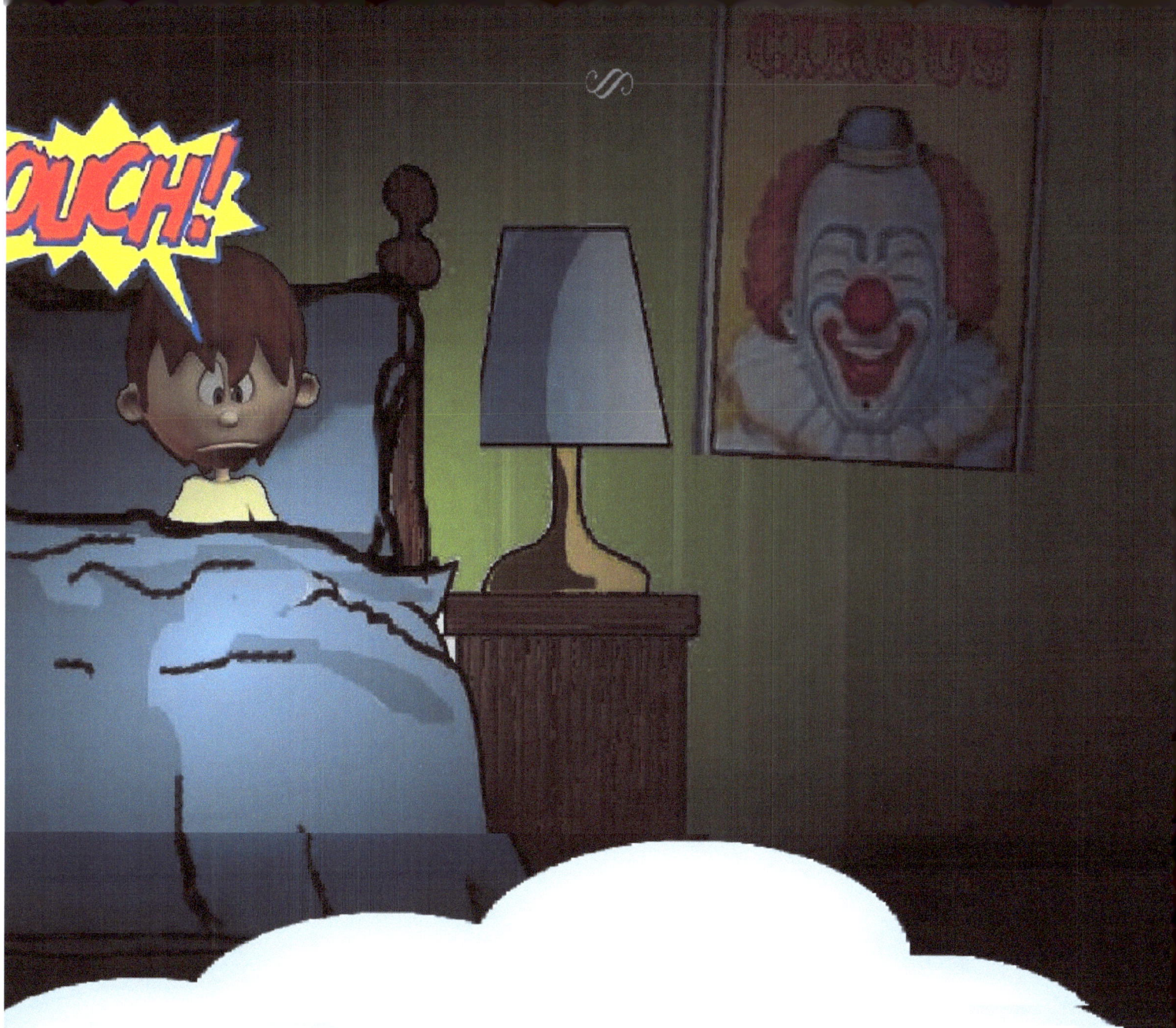

HARRY DABA VUELTAS PENSANDO EN EL CIRCO HASTA QUE SE QUEDÓ DORMIDO. CUANDO DE REPENTE SE DESPERTÓ CON EL PEOR DOLOR QUE HA SENTIDO Y PARECÍA VENIR DE LOS DIENTES. "OH DIOS MÍO". GRITÓ MIENTRAS SE LEVANTABA. SE PREGUNTÓ POR QUÉ SU BOCA HACIENDO DAÑO. SABÍA QUE NO CEPILLARSE LOS DIENTES ANOCHE. DE HECHO, NO SE HABÍA CEPILLADO LOS DIENTES DESDE HACE TIEMPO. ASÍ QUE PENSÓ QUE ERA MEJOR MIRAR EN EL ESPEJO.

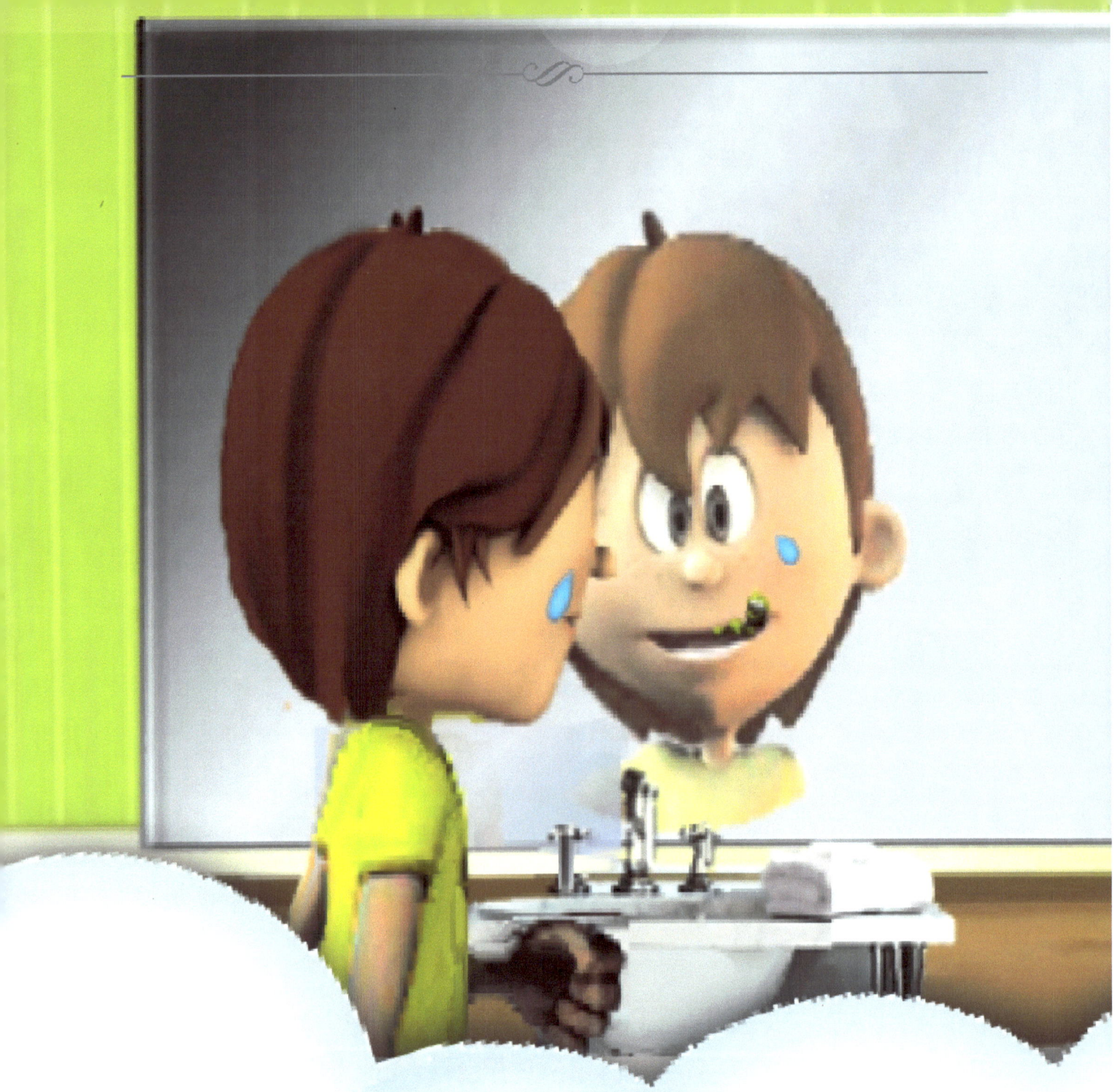

CUANDO HARRY SE MIRÓ EN EL ESPEJO NO PODÍA CREER LO QUE VEÍA. "OH DIOS MÍO". EXCLAMÓ HARRY. "HAY INSECTOS QUE VIVEN EN LAS ENCÍAS". HARRY SABÍA QUE NO PODÍA DISFRUTAR DEL CIRCO EN ESTE TIPO DE DOLOR. "¿QUÉ HAGO AHORA? HE ESPERADO TODO EL AÑO PARA ESTE DÍA". DIJO MIENTRAS LAS LÁGRIMAS RODABAN POR SUS MEJILLAS. "MEJOR ME VOY AL DENTISTA INMEDIATAMENTE."

ESPERO QUE EL DR. MENDER TIENE TIEMPO PARA ARREGLAR MI BOCA, NO PUEDO IR AL CIRCO COMO ESTE.

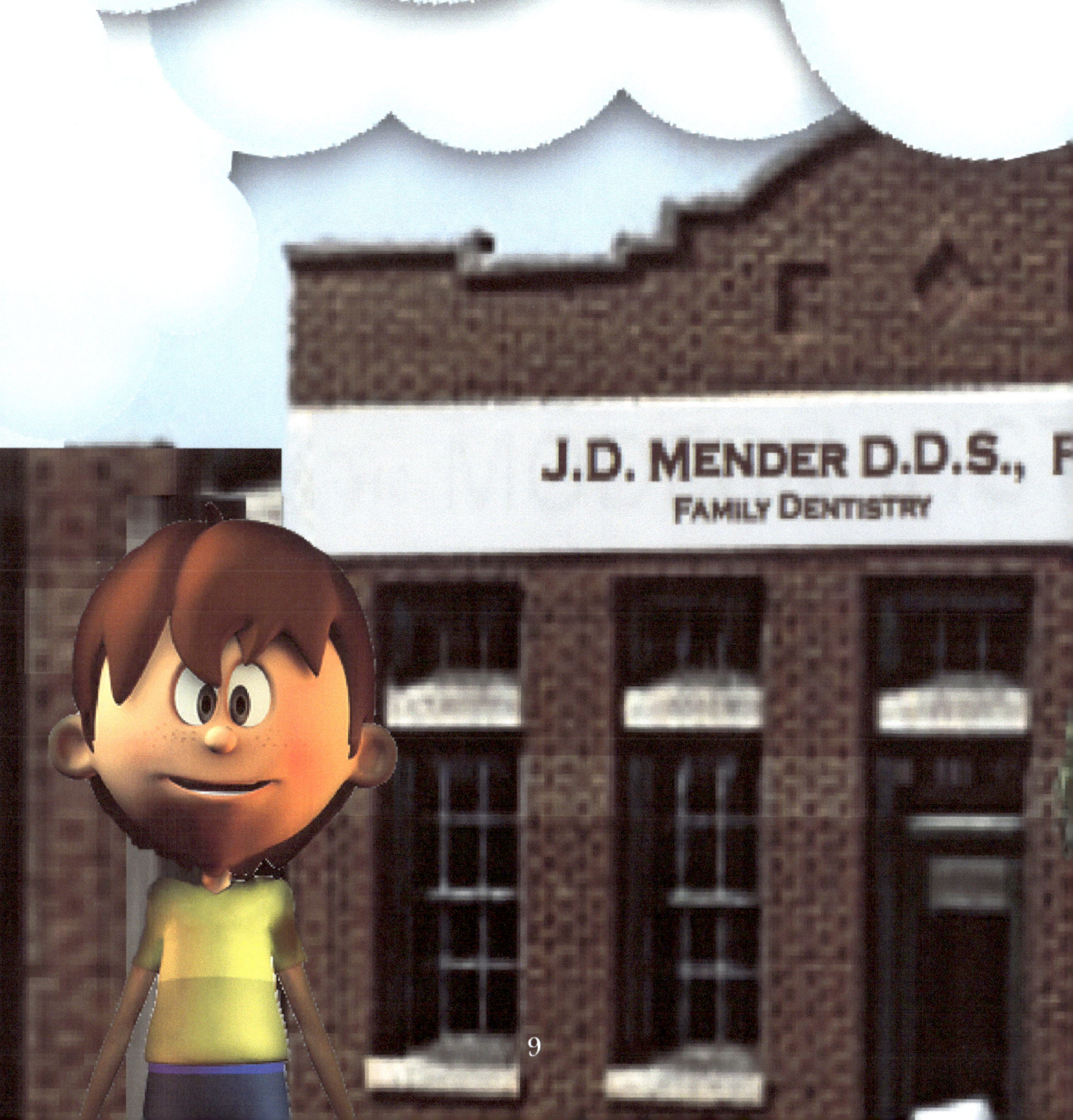

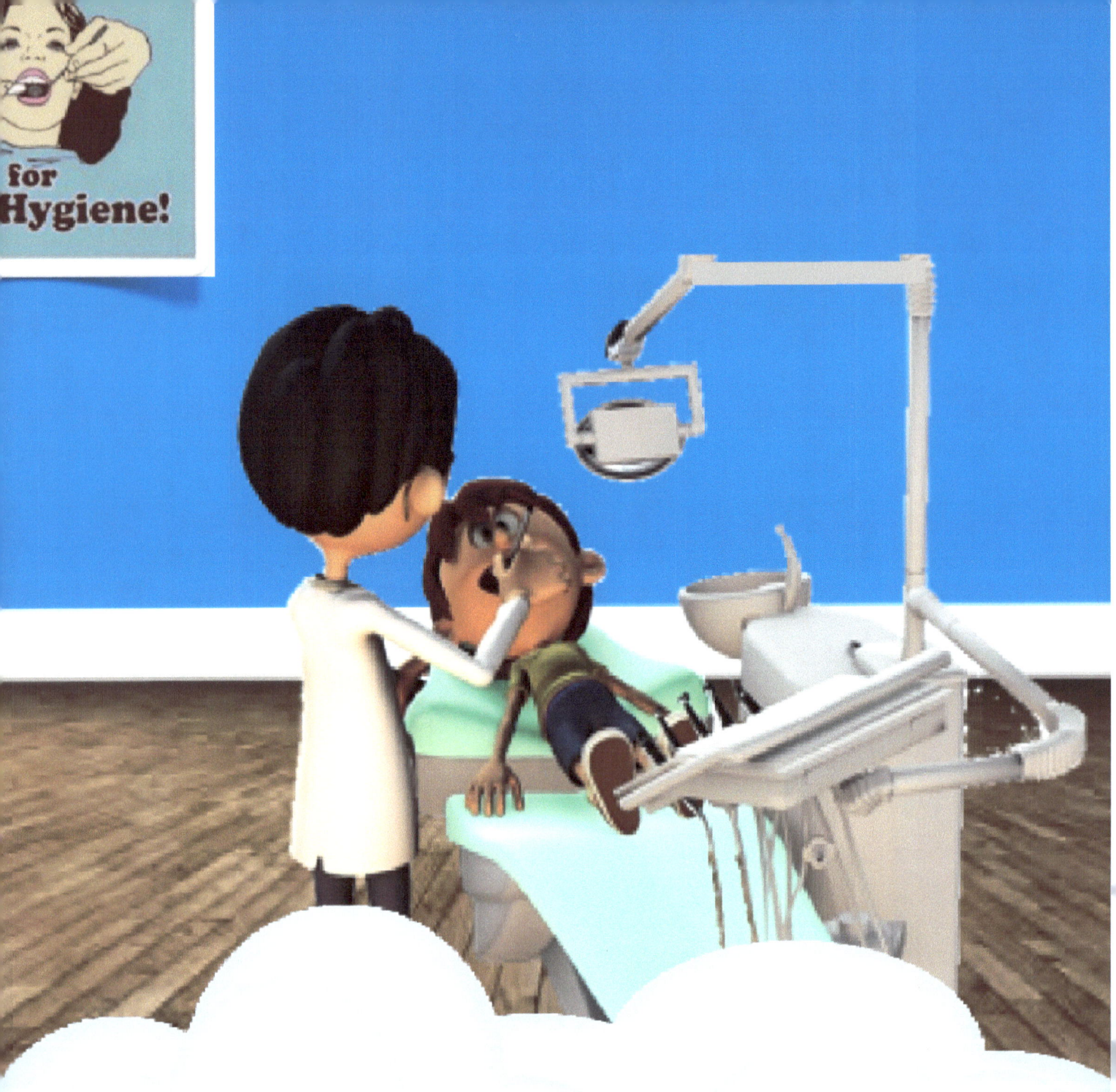

"HMMM. PARECE QUE ESTOS BICHOS PLACA LE DIO UN MAL CASO DE GINGIVITIS," DIJO EL DR. MENDER MIENTRAS NEGABA CON LA CABEZA.

"GINGIVITIS? ESO NO SUENA BIEN", DIJO HARRY. "ESPERO QUE PUEDA SOLUCIONARLO, PORQUE TENGO QUE IR AL CIRCO MÁS TARDE HOY Y SÉ QUE NO VOY A DISFRUTAR DE TODO ESTE DOLOR"

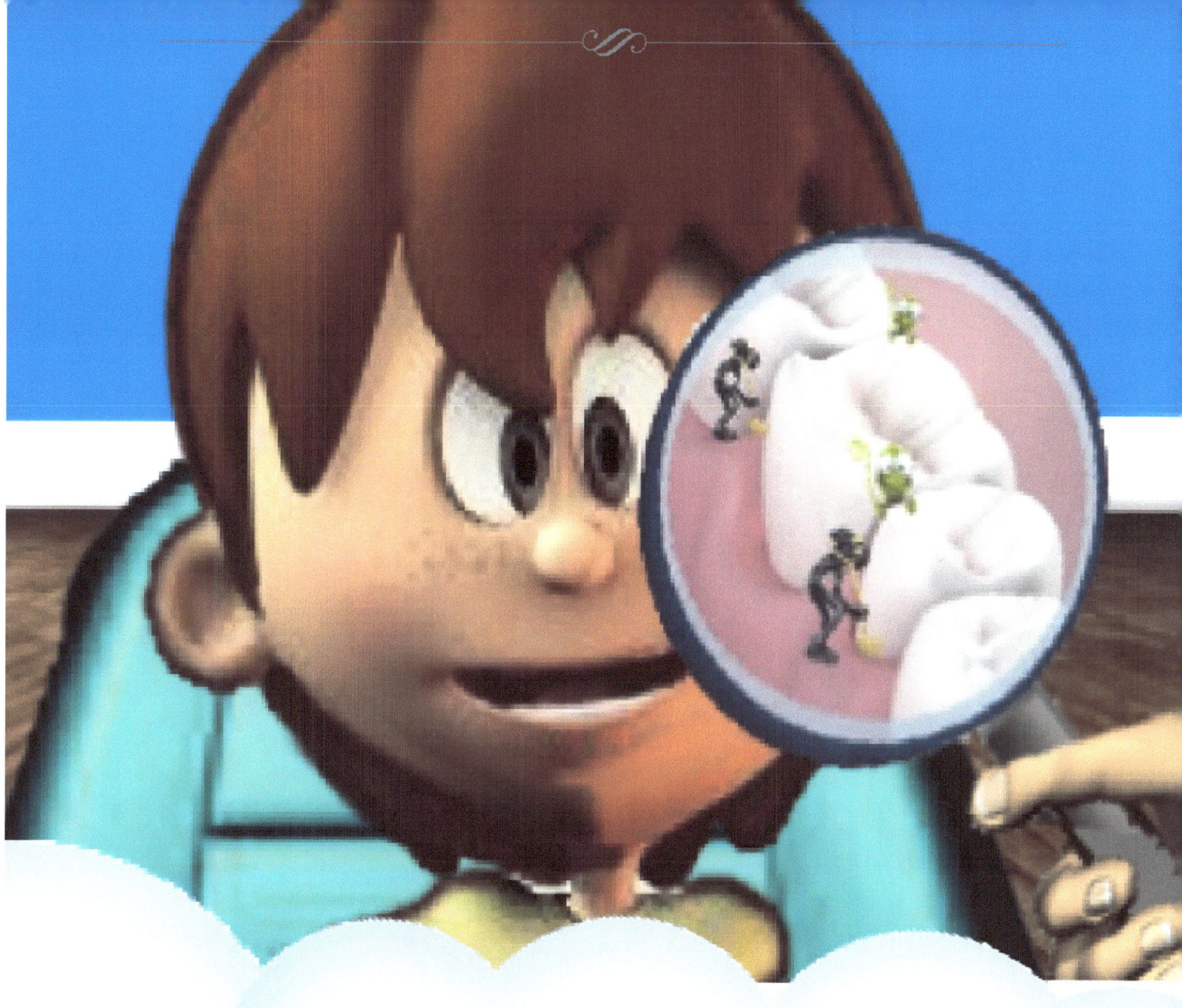

"BUENO, HARRY, ME TEMO QUE HAY MÁS A ÉL QUE APENAS DESHACERSE DE ELLOS", REPLICÓ EL DR. MENDER. "VOY A TENER QUE LLAMAR A LA PLACA PIXIE, ASÍ QUE ÉL PUEDE ENSEÑARLE CÓMO ASEGURARSE DE QUE NO VUELVAN".

"HOLA, ESTO ES LA PLACA THEPIXIE", RESPONDIÓ. "HMM, SUENA COMO LOS ERRORES DE PLACA TEMIDOS SON DE NUEVO ... ALGO SEGURO, YA VOY." LA PLACA PIXIE DIJO.

"BUENO, HARRY, ESTÁS DE SUERTE, ME DIJO QUE ESTARÁ BIEN DE NUEVO.

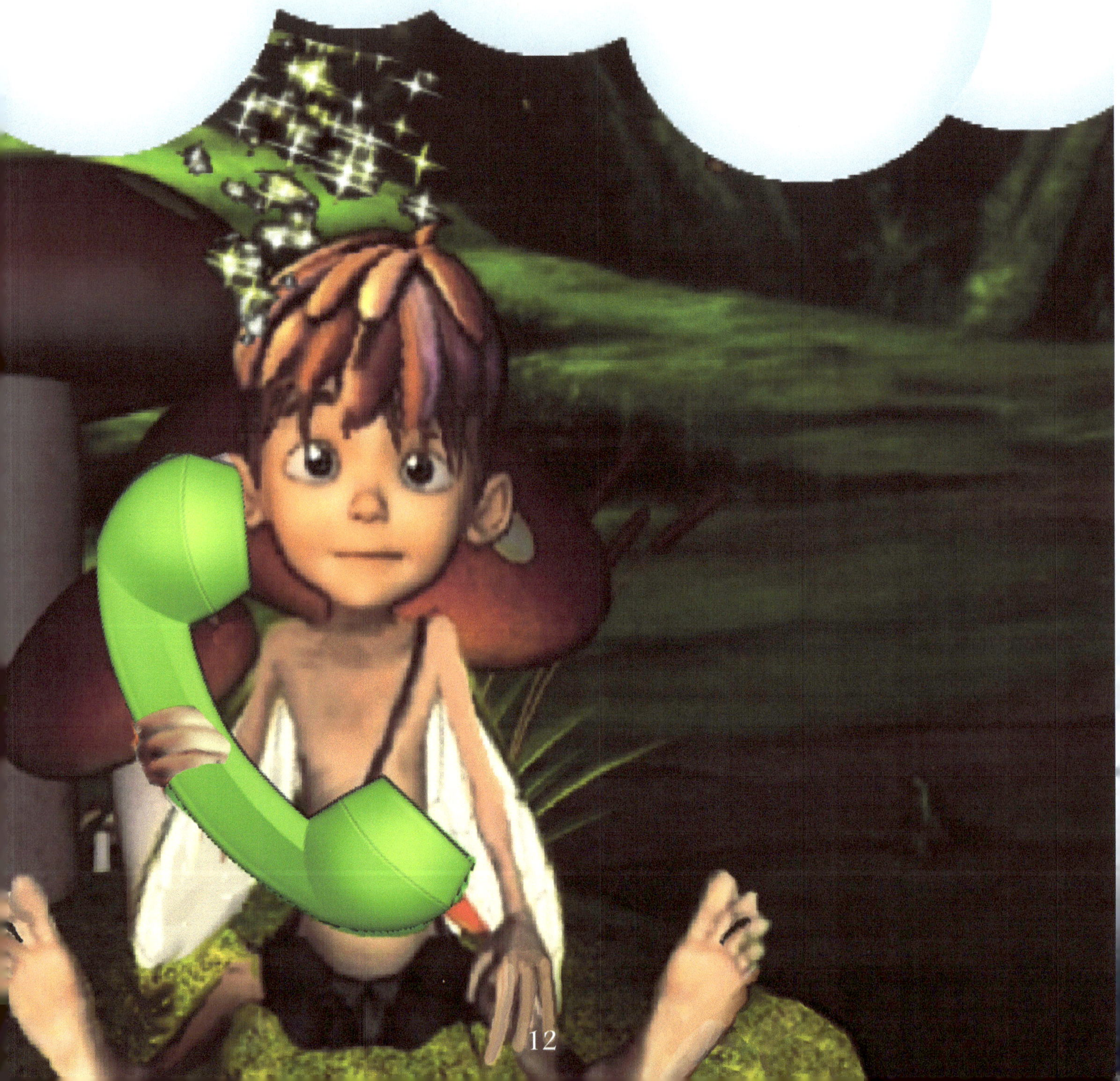

"ESTOS INSECTOS PLACA SE ESTÁ SALIENDO DE CONTROL, EL 75% DE LOS ESTADOUNIDENSES ESTÁN INFECTADOS CON ELLOS," LA PLACA PIXIE QUEJÓ. "LA GENTE NO SE DA CUENTA DE QUE LA PLACA ES LA CAUSA #1 DE LA PÉRDIDA DE DIENTES, Y LO PEOR DE TODO, ESTE TIPO DE PÉRDIDA DE DIENTES PUEDE PREVENIR. PARECE QUE TENGO MI TRABAJO POR MÍ", SUSPIRÓ EL DUENDECILLO MIENTRAS VOLABA MENDERS DR. OFICINA.

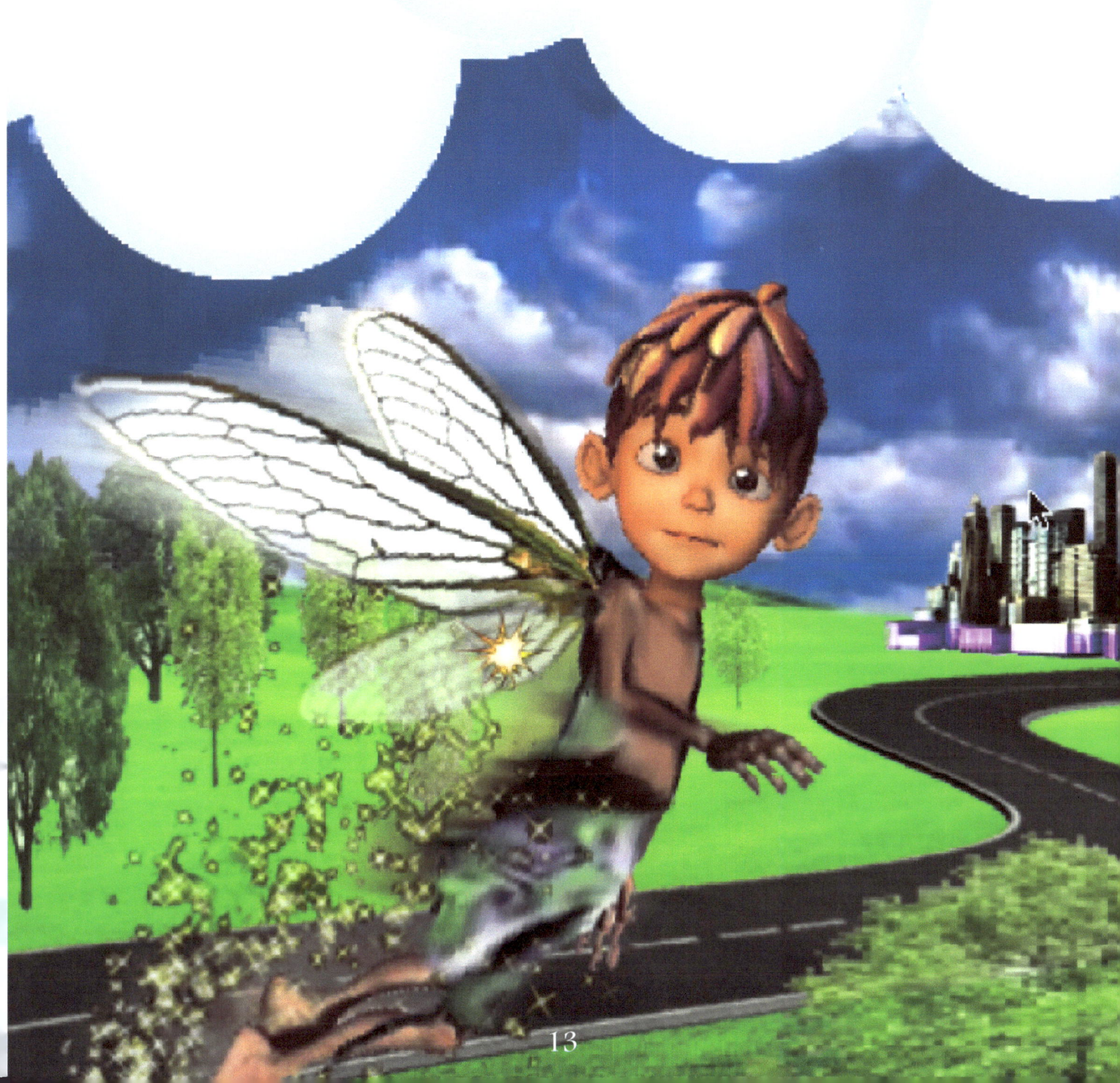

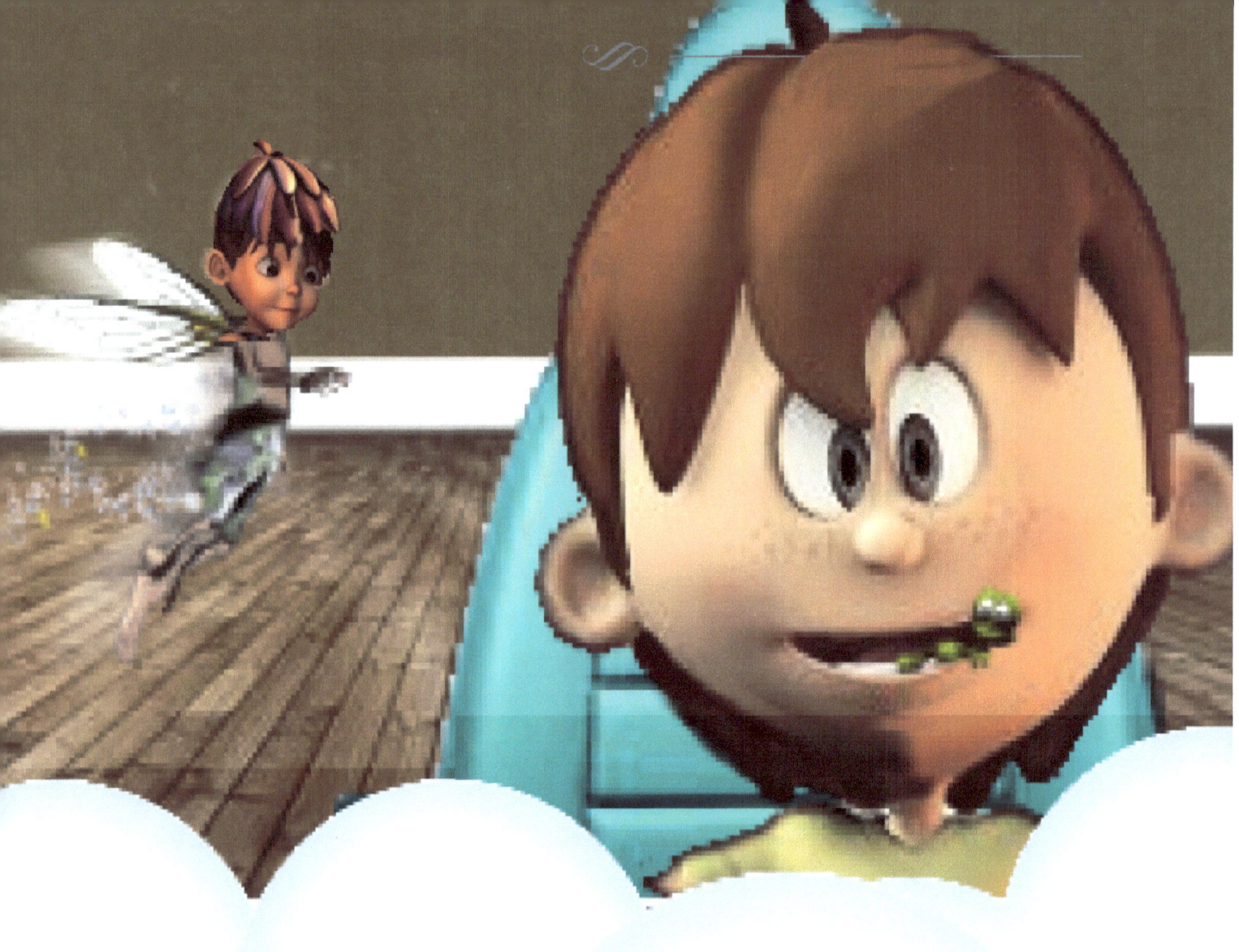

Segundos después la placa Pixie llega al Dr. Mender oficina" s:.

"ESTÁ BIEN. DÉJAME ECHAR UN VISTAZO A ELLOS." LA PLACA PIXIE DIJO MIENTRAS VOLABA EN LA BOCA DE HARRY. "AHORA BIEN ABIERTOS, ESTO NO DEBERÍA TOMAR MUCHO TIEMPO".

TOMA ESO TE MOLESTA PLACA COMO BOMBA ESTALLARON MINOCICLINA Y JUSTAR CON SU ULTRA-SÓNICO ESCALADOR

"GRRRRRR", RESPONDIÓ ERRORES PLACA.

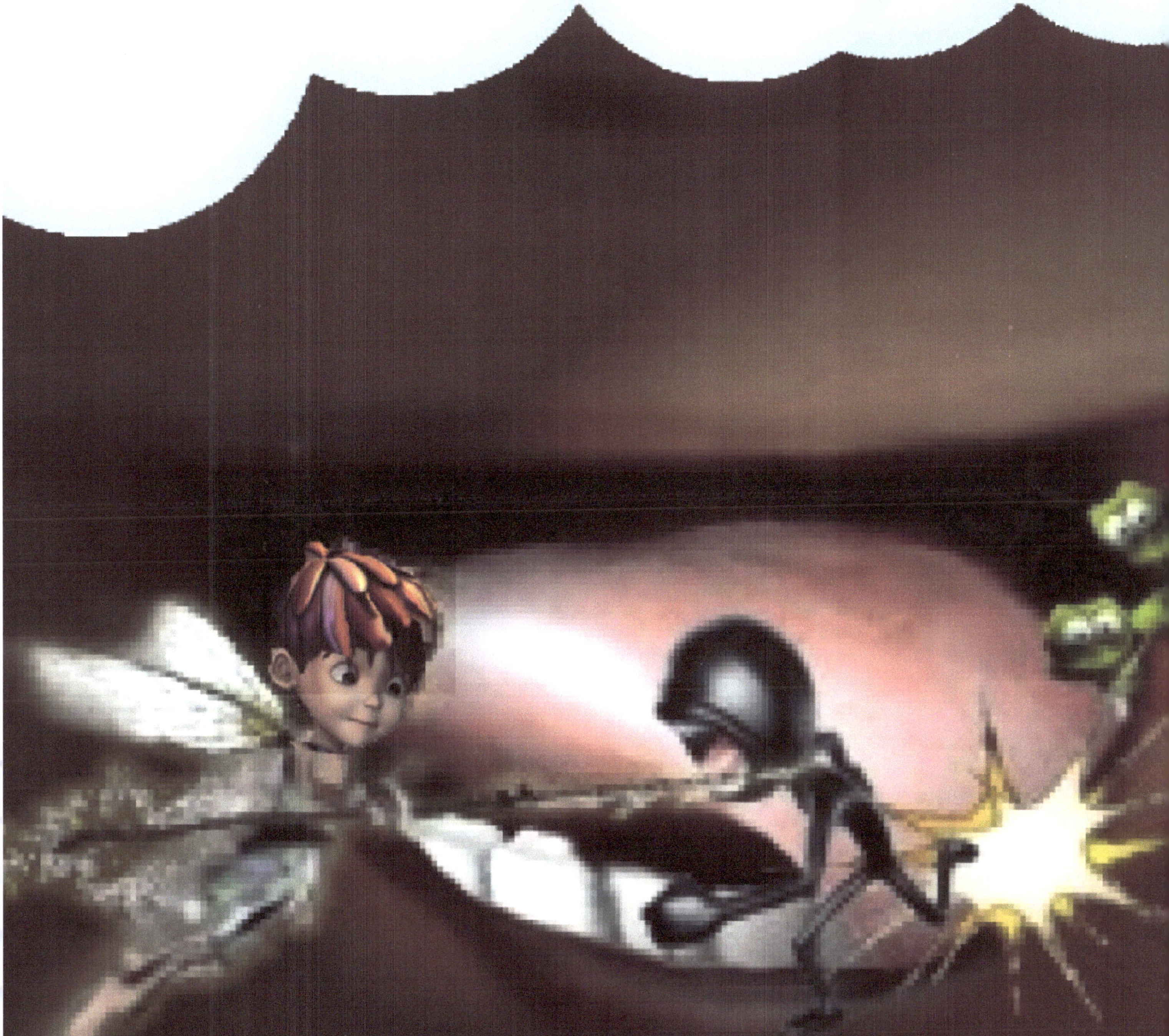

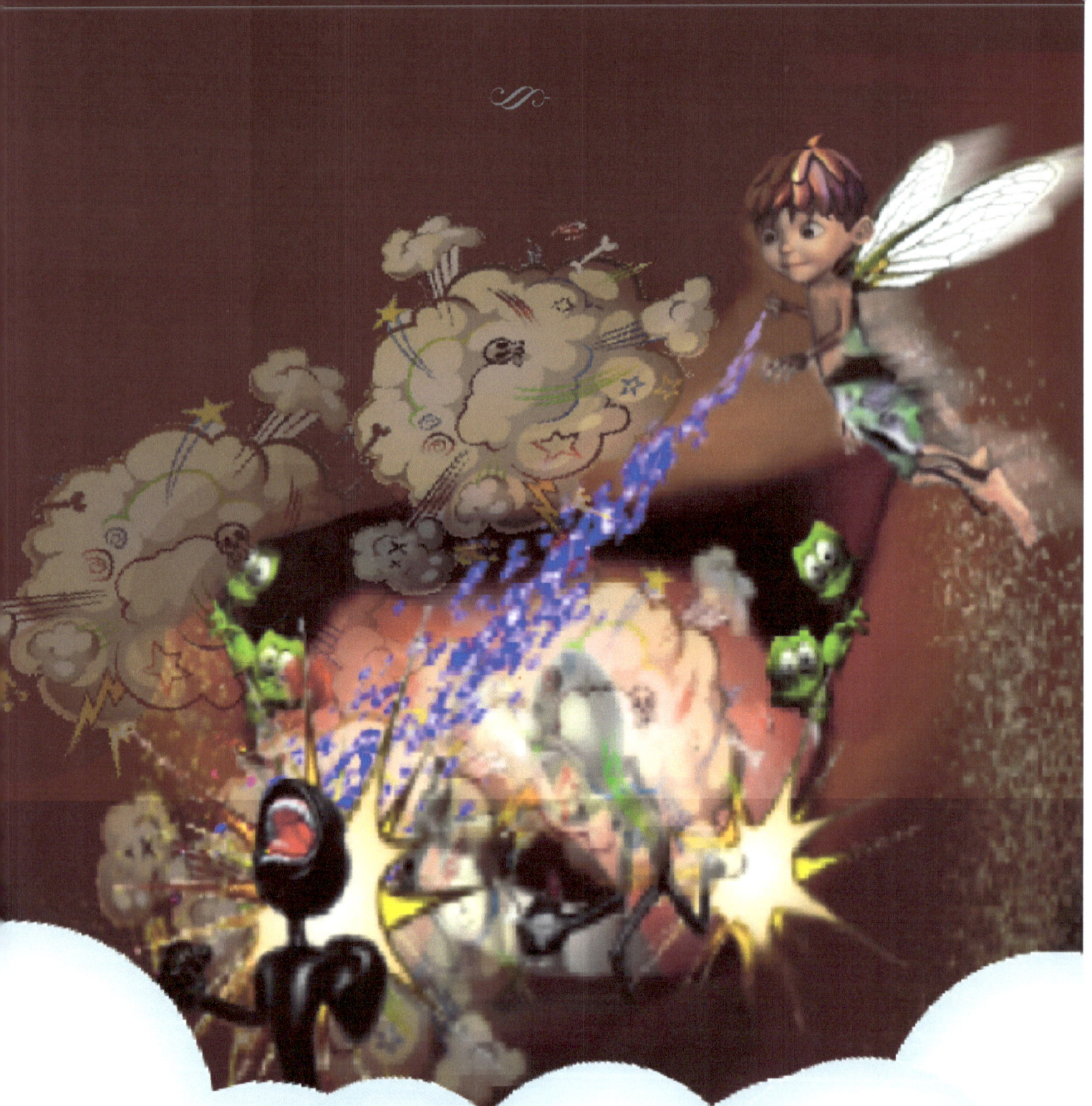

LA PLACA DUENDECILLO PASÓ ALREDEDOR DE SU BOCA, QUE PARECIÓ DURAR UNOS 10 O 15 MINUTOS ANTES QUE EL RESTO DE LOS ERRORES DE PLACA POR LAVADO CON UN SPRAY ANTI-BACTERIANA

"ESTÁ JUGANDO CON EL MAL DUENDECILLO, AHORA TOMAN" LA PLACA PIXIE DIJO, YA QUE TERMINÓ CON UN DISPARO DE SU POLVO MÁGICO MINOCICLINA.

HARRY, YO ERA CAPAZ DE DESHACERSE DE LOS ERRORES ANTES DE QUE LA PLACA CAUSADO DEMASIADO DAÑO." LA PLACA PIXIE DIJO. "POR DESGRACIA, VAN A ESTAR DE VUELTA ANTES DE QUE TE DES CUENTA A MENOS QUE SIGA LA ATENCIÓN DOMICILIARIA ESTOS, INSTRUCCIONES".

"POR SUPUESTO QUE LO HARÉ." DIJO HARRY. "GRACIAS POR AYUDARME TAN RÁPIDO. NUNCA OLVIDARÉ ESTO. REALMENTE APRENDÍ MI LECCIÓN VOY A CEPILLO Y USAR EL HILO DENTAL. TODOS LOS DÍAS."

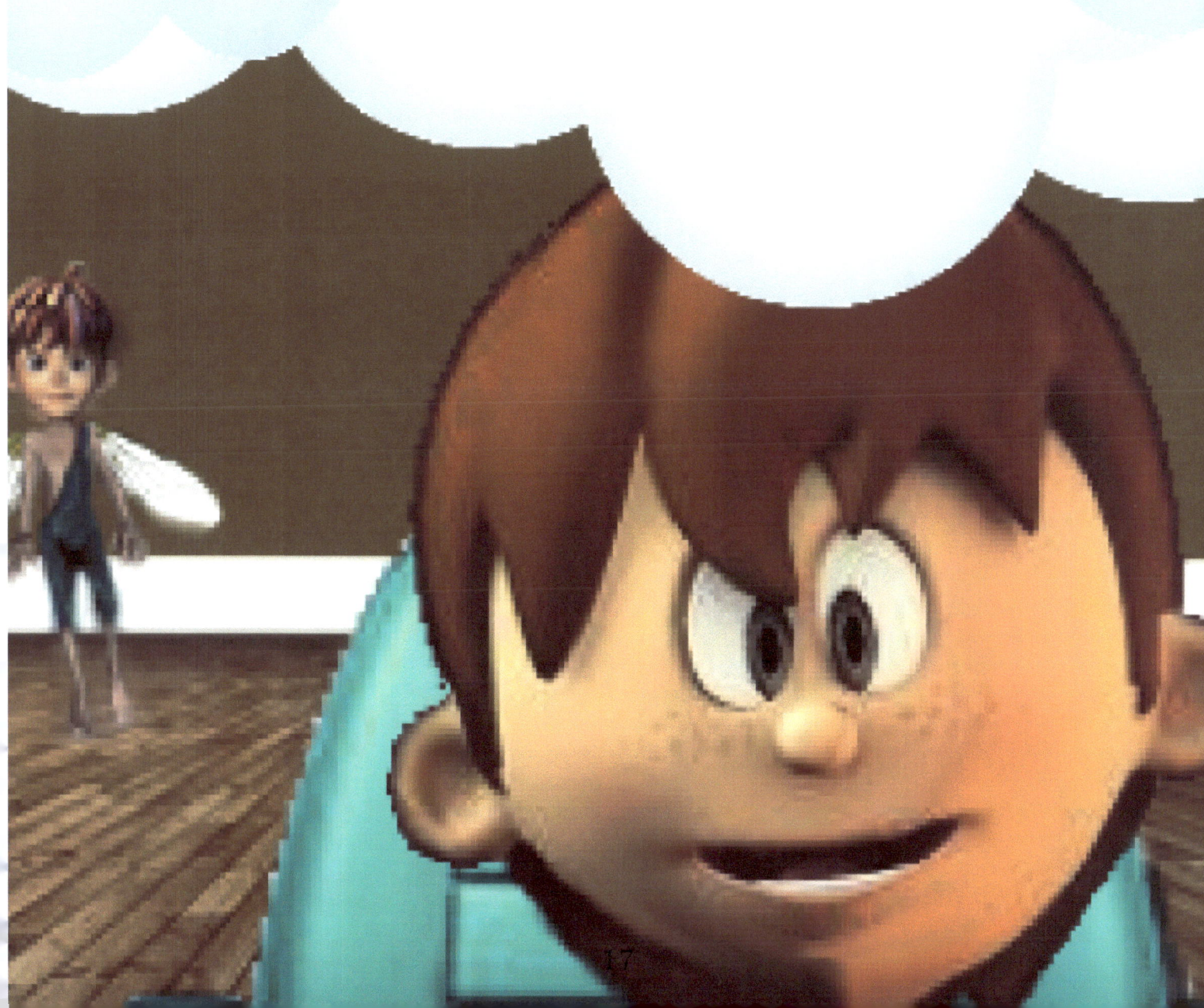

Instrucciones de Cuidado del Hogar

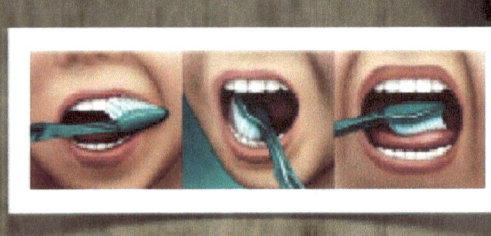

El cepillado dental
Apunte con el cepillo en un ángulo de 45 grados con la línea de las encías y trabajar suavemente las cerdas debajo de la encía y cepille las encías hacer esto en todos los lados del diente. Haga esto para todos los dientes. No olvide cepillarse la lengua lengua.

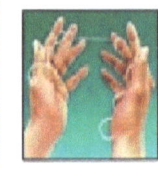 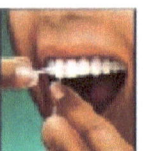 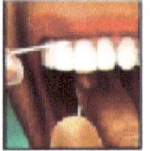

uso de hilo dental
Envuelva 18 pulgadas de hilo dental alrededor de los dedos dejando 2 pulgadas a trabajar. La facilidad el hilo dental entre los dientes y se envuelve alrededor de la parte delantera y la espalda haciendo una "C", luego deslice el hilo dental debajo de las encías y luego colocar el cabo. Haga esto para todos los dientes.

"NO SE OLVIDE DE CEPILLARSE Y USAR EL HILO DENTAL DESPUÉS DE CADA COMIDA Y VISITAR AL DENTISTA DOS VECES AL AÑO PARA UN CHEQUEO."

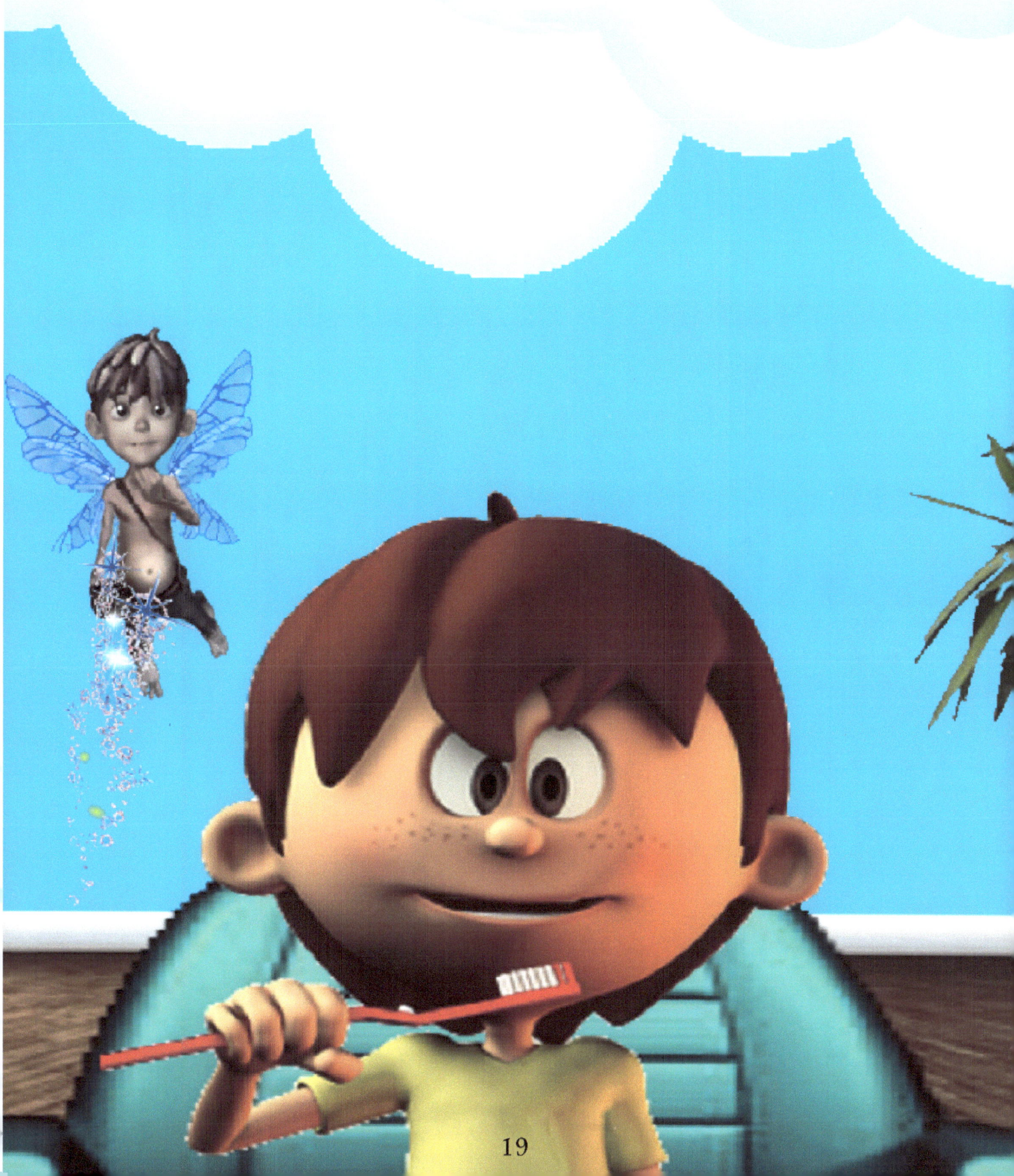

HARRY ESTABA TAN CONTENTO DE QUE TODAVÍA ERA CAPAZ DE IR AL CIRCO, QUE SE CEPILLABA LOS DIENTES Y USE HILO DENTAL TODOS LOS DÍAS DESDE ESE DÍA EN ADELANTE.

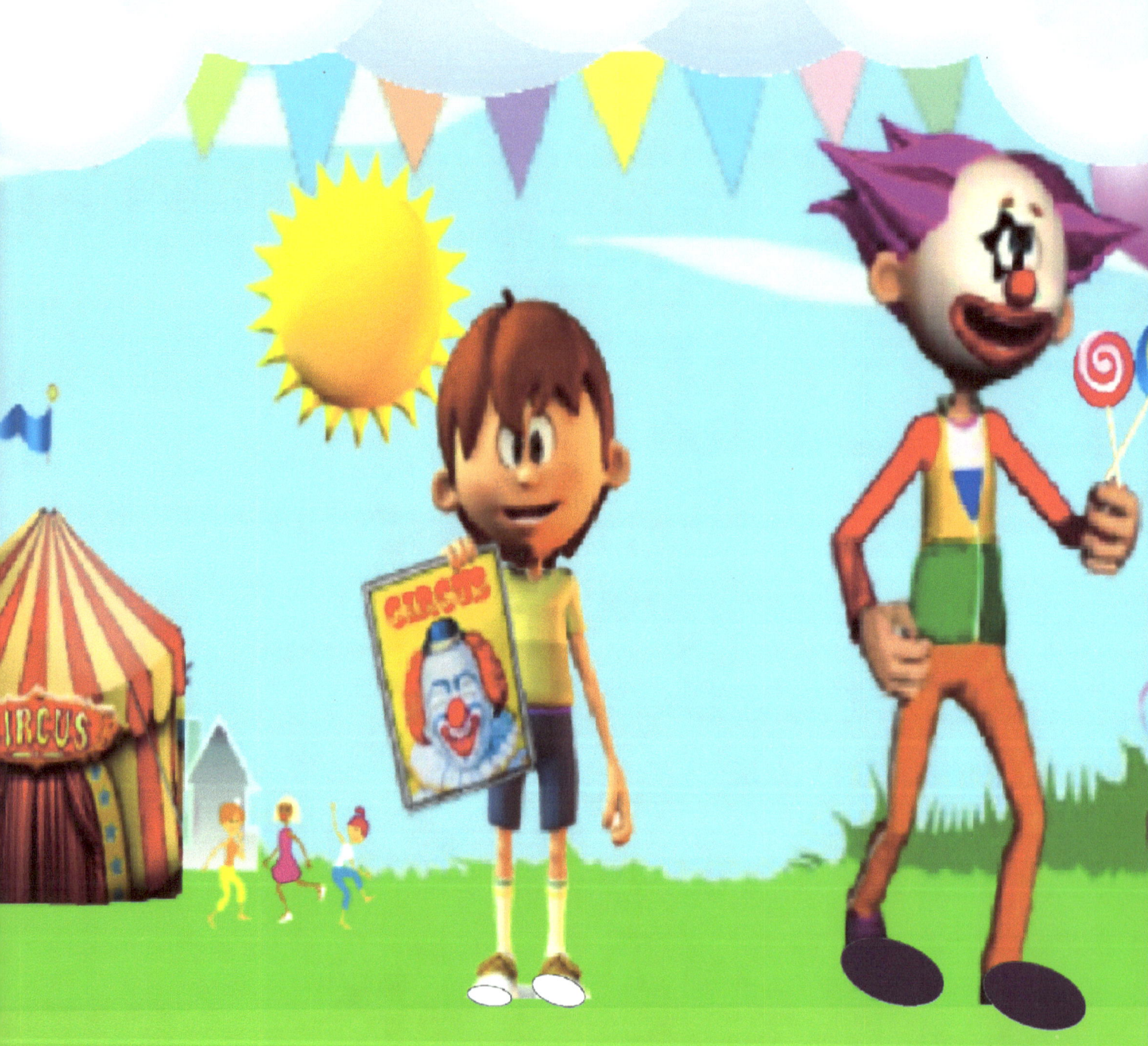

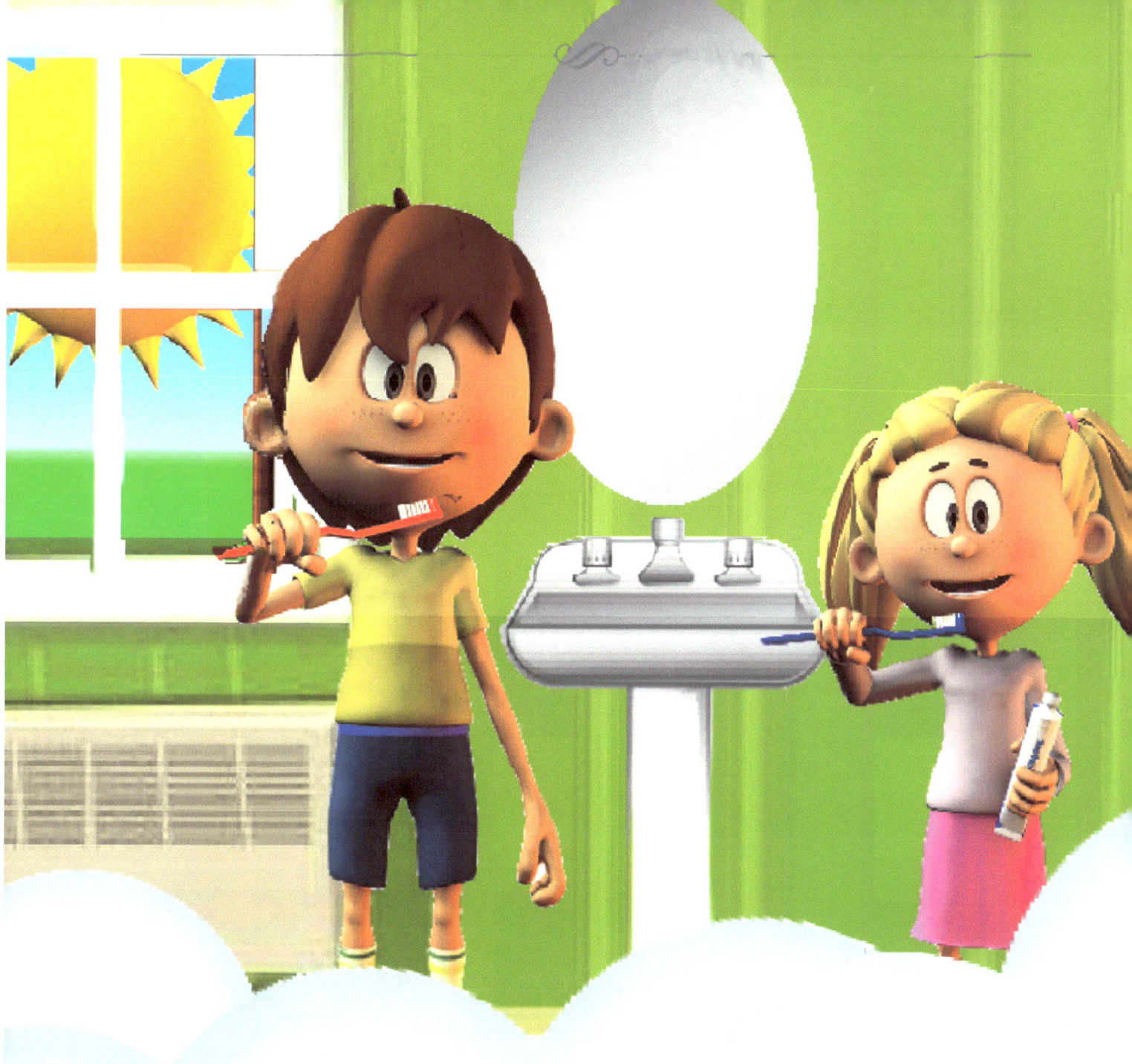

HARRY ESTABA TAN FELIZ QUE APRENDIÓ BUENOS HÁBITOS DE HIGIENE DENTAL DE LA PLACA PIXIE QUE MOSTRÓ SU HERMANA HEATHER LO QUE APRENDIÓ. HARRY NO HA VISTO LOS ERRORES DE LA PLACA DESDE QUE RECIBIÓ LA AYUDA DE SU NUEVO AMIGO LA PLACA PIXIE.

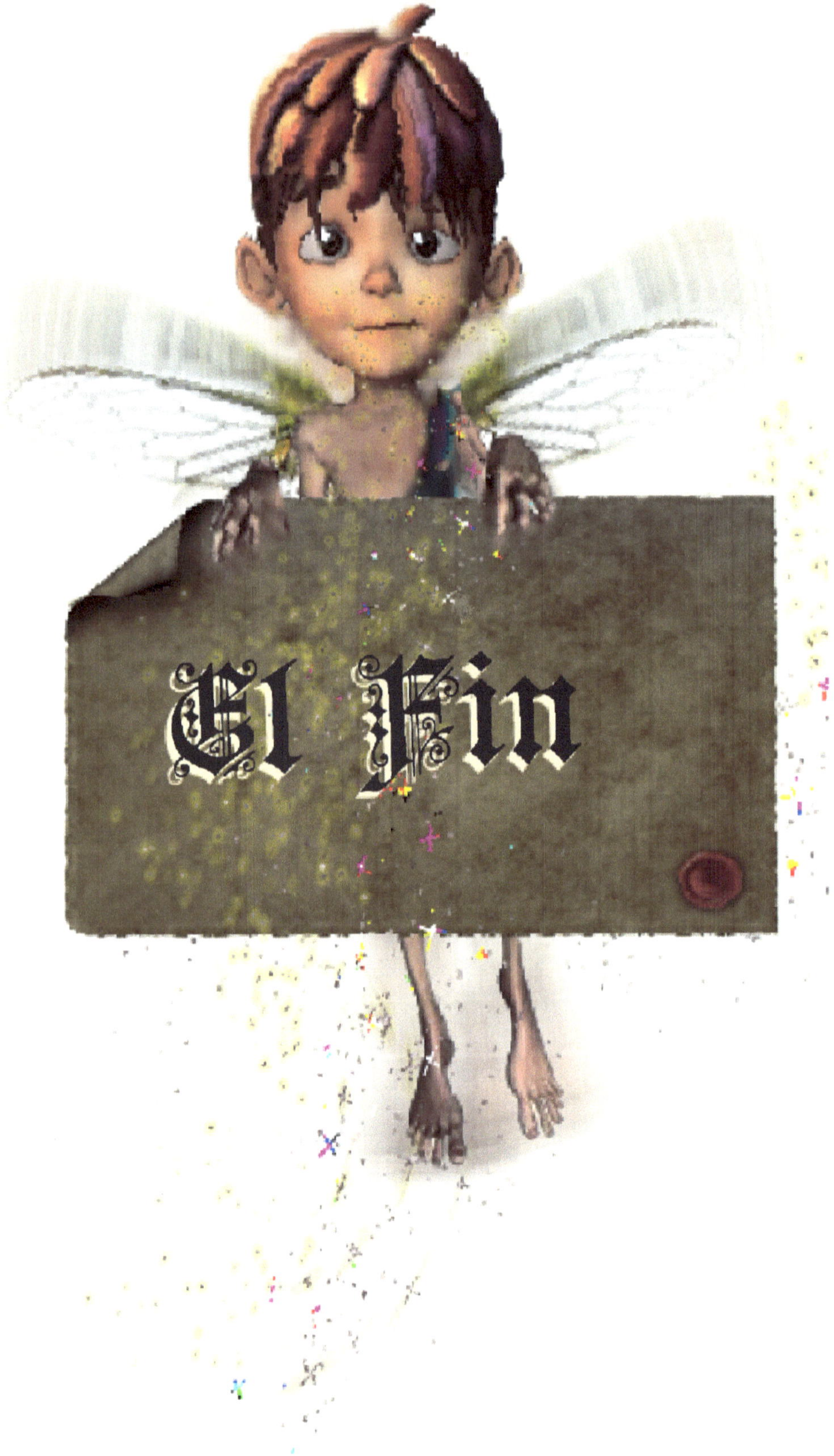

TAMBIÉN DISPONIBLE EN:
THE PLAQUE PIXIE
Children's Book Series

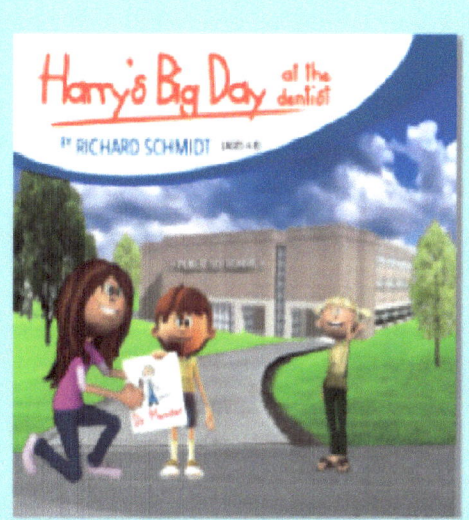

Harry learns that before he can start school he must first go to the dentist for a check up.

This book is intended to show children ages 4-8 what to expect during a typical dental visit.

www.plaquepixie.com

www.ingramcontent.com/pod-product-compliance
Lightning Source LLC
Chambersburg PA
CBHW050435180526
45159CB00006B/2546